农民科学素质宣传教育科普系列

中英艾滋病策略支持项目
第四轮中国全球基金/中英艾滋病项目　　资　助
国家艾滋病防治社会动员经费项目

# "画"说防艾

## ——农村科学防治艾滋病 连环画

中国农学会 编著

U0348645

中国农业科学技术出版社

**图书在版编目（CIP）数据**

"画"说防艾——农村科学防治艾滋病连环画 / 中国农学会编著. —北京：中国农业科学技术出版社，2009.7
ISBN 978-7-80233-942-2

Ⅰ."画"… Ⅱ.中… Ⅲ.艾滋病—防治—普及读物
Ⅳ.R512.91-49

中国版本图书馆 CIP 数据核字（2009）第 123570 号

责任编辑　张孝安　冯桂真
责任校对　贾晓红

出　版　者　中国农业科学技术出版社
　　　　　　北京市中关村南大街 12 号　邮编：100081
电　　　话　（010）82109704（发行部）（010）82106625（编辑室）
　　　　　　（010）82109703（读者服务部）
传　　　真　（010）82109709
网　　　址　http://www.castp.cn
经　销　者　新华书店北京发行所
印　刷　者　北京富泰印刷有限责任公司
开　　　本　787 mm ×1 092 mm　1/36
印　　　张　2
字　　　数　30 千字
版　　　次　2009 年 7 月第 1 版　2012 年 2 月第 10 次印刷
印　　　数　107192～117192 册
定　　　价　8.00 元

## 《"画"说防艾——农村科学防治艾滋病连环画》

# 序

　　艾滋病问题是全世界共同关注的重大公共卫生和社会问题。我国党和政府高度重视艾滋病防治工作，2002年，中共中央总书记、国家主席胡锦涛亲笔批示：艾滋病防治是关系我中华民族素质和国家兴亡的大事。各级党政领导需提高认识，动员全社会，从教育入手，立足预防，坚决遏制其蔓延势头。2008年第21个世界艾滋病日，胡锦涛总书记在考察艾滋病防治工作时指出：我国艾滋病防治工作取得明显成效，但防治艾滋病的形势依然严峻，防治艾滋病的工作丝毫也不能放松，需要全社会广泛参与。近年来，国务院成立了防治艾滋病工作委员会，召开了全国艾滋病防治工作会议，出台了《艾滋病防治条例》和《中国遏制与防治艾滋病行动计划（2006~2010年）》，实施了"四免一关怀"等一系列积极防治艾滋病的政策措施。初步形成了政府组织领导、部门各负其责、全社会共同参与的工作机制，全国艾滋病防治工作取得重大进展。

　　我国是农业大国，有8亿多农民，遍布60多万个村庄。农村卫生基础条件差，防治力量不足，技术水平低下，同时，农村居民的艾滋病防治知识匮乏，认知程度偏低，这些都增加了农民感染艾滋病的风险，增强了农村艾滋病防治工作的难度。据初步调查，在我国发现的艾滋病病毒感染者和艾滋病病人中约有70%左右分布在农村，而最新统计显示，无论是从年龄分布，还是传播途径看，我国1亿多进城务工农民都是艾滋病防治的重点人群，目前及今后一个时期，面向广大农村和农民的艾滋病防治工作将成为我国防艾工作的当务之急。

那么，农民到底需要哪些方面的防艾知识？什么样的宣传手段更有效？针对这些问题，农业部在中英艾滋病策略支持项目、第四轮中国全球基金／中英艾滋病项目和国家艾滋病防治社会动员经费项目的支持下，委托中国农学会，组织我国艾滋病科研、教学、防治等领域的多位专家，精心策划、编创了《"画"说防艾——农村科学防治艾滋病连环画》。该连环画针对长期生活、劳作在乡村以及转移到城镇就业的农民朋友，通过生动、形象的漫画形式和通俗易懂的科普语言，科学地介绍了艾滋病的传播、预防、治疗等基础知识，以及党、政府对待艾滋病病毒感染者和病人及其家属的关怀政策。

为提高宣传教育效果，该连环画还突出以下特点：内容上，既紧密结合我国农村地区艾滋病发生的现状，深入浅出地介绍了艾滋病的主要传播途径和有效预防艾滋病的重要措施，又倡导广大农村居民要正确对待艾滋病问题与艾滋病病毒感染者和病人，反对歧视，介绍了对艾滋病病毒感染者和病人实施人文关怀的有益、有效措施。形式上，以彩色、精美、有趣的图画为主，同时辅以农民朋友喜闻乐见、准确简洁的文字和朗朗上口的顺口溜；开本大小设计也便于携带。相信《"画"说防艾——农村科学防治艾滋病连环画》一定能受到广大农民朋友的欢迎，也将为进一步推动农村防治艾滋病工作发挥应有的作用。

二〇〇九年六月

# 目 录

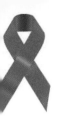

# 基础篇

艾滋病，行为病，无疫苗，防才行。
染此病，三途径，血和性，母传婴。
忌性乱，贵忠诚，安全套，伴君行。
查胃镜，动手术，须输血，检测明。
刮脸刀，修脚具，纹身针，不共用。
用牙刷，不借人，礼节吻，切莫深。
离毒品，绕开行，不尝试，免上瘾。
注射器，要专用，管与针，一次性。
或消毒，高压蒸，最提倡，自毁型。
疑有病，血检明，早查出，延生命。
血阳性，慎怀孕，经分娩，病染婴。
对病人，莫歧视，护隐私，讲尊重。
遇下事，无须惊，不会传，应记清：
手握手，拥抱吻，飞唾沫，打喷嚏；
同游泳，共餐饮，用马桶，混浴盆；
共毛巾，蚊虫叮，不传染，艾滋病。
懂自爱，求洁身，警钟鸣，保太平！

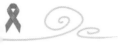

# 什么是艾滋病和艾滋病病毒

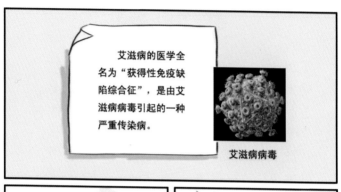

艾滋病的医学全名为"获得性免疫缺陷综合征",是由艾滋病病毒引起的一种严重传染病。

艾滋病病毒

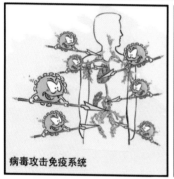

病毒攻击免疫系统

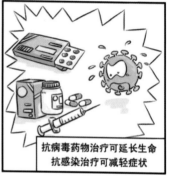

抗病毒药物治疗可延长生命
抗感染治疗可减轻症状

　　艾滋病通过艾滋病病毒在人与人之间传播,从艾滋病病毒感染者成为艾滋病病人,约需几年到十几年的时间。虽然目前不能彻底清除体内的病毒,但通过抗病毒药物治疗可以有效抑制病毒繁殖,提高免疫功能,延长病人的生命。

2 **基础篇**

防治艾滋病如需咨询和帮助
请找当地疾病预防控制中心

# 当前我国农村艾滋病流行现状

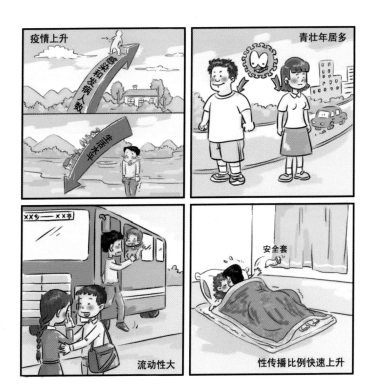

我国大多数艾滋病病毒感染者和艾滋病病人（以下简称感染者和病人）生活在农村，并且经性传播比例呈快速上升趋势。

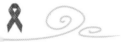

# 我国农村防治艾滋病面临的主要问题

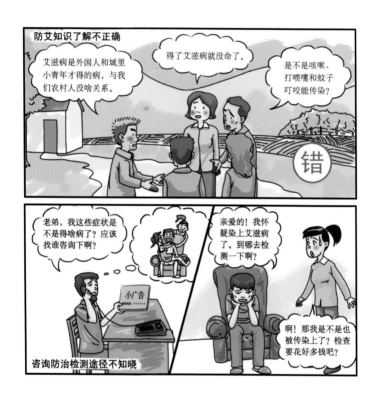

怀疑有病内心烦，求助何处乱打探。
有病如何告性伴，不知咋防怎么办？

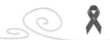

# 艾滋病传播的三途径

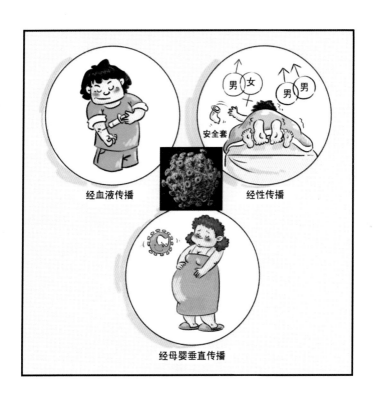

经血液传播

经性传播

经母婴垂直传播

安全套

男 女 男 男

# 经血液传播艾滋病

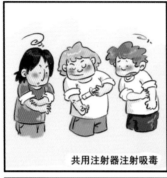

共用注射器注射吸毒

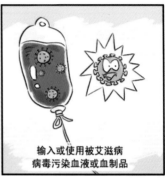

输入或使用被艾滋病
病毒污染血液或血制品

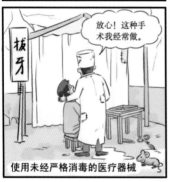

放心！这种手
术我经常做。

使用未经严格消毒的医疗器械

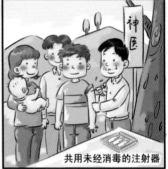

共用未经消毒的注射器

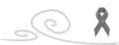

# 经性传播艾滋病

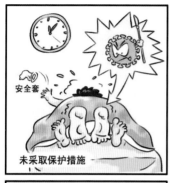

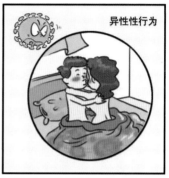

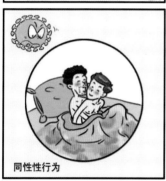

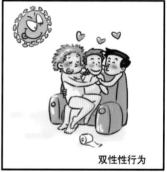

发生无保护（不戴安全套）性行为，如果其中一方是感染者，另一方就有可能感染艾滋病病毒。性行为包括：同性性行为、异性性行为和双性性行为。

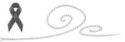

# 母婴垂直传播艾滋病

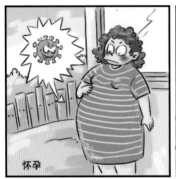

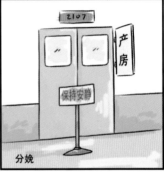

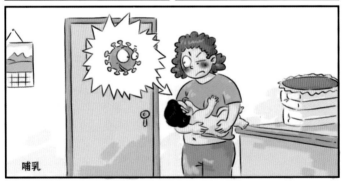

被艾滋病病毒感染的母亲在怀孕、分娩及哺乳过程中，有可能会把艾滋病病毒传染给胎儿或婴儿。

防治艾滋病如需咨询和帮助
请找当地疾病预防控制中心

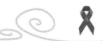

# 日常工作生活接触不会传播艾滋病

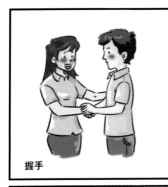

握手

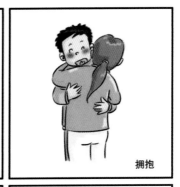

拥抱

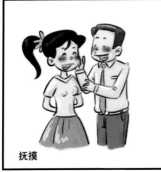

抚摸

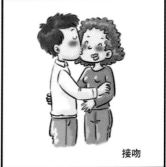

接吻

# 正常来往不会传播艾滋病

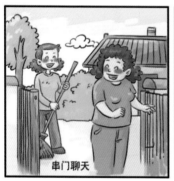

串门聊天

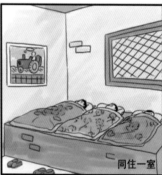

同住一室

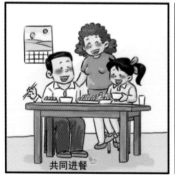

共同进餐

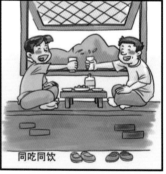

同吃同饮

防治艾滋病如需咨询和帮助
请找当地疾病预防控制中心

# 共泳共浴不会传播艾滋病

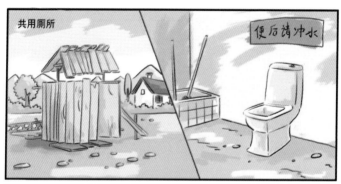

共用厕所

便后请冲水

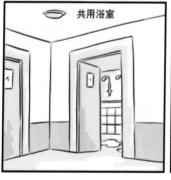

共用浴室

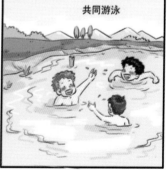

共同游泳

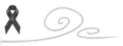

# 共用劳动工具和生活用具
## 不会传播艾滋病

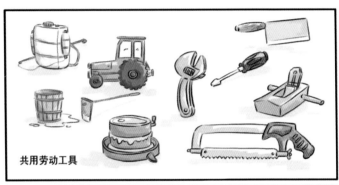

共用劳动工具

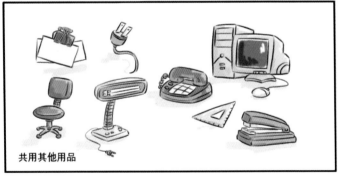

共用其他用品

防治艾滋病如需咨询和帮助
请找当地疾病预防控制中心

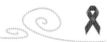

# 同学同乐不会传播艾滋病

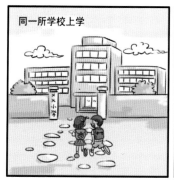

同一所学校上学

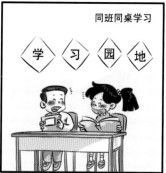

同班同桌学习

学 习 园 地

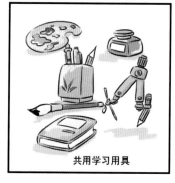

共用学习用具

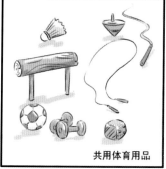

共用体育用品

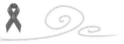

# 同乘同购不会传播艾滋病

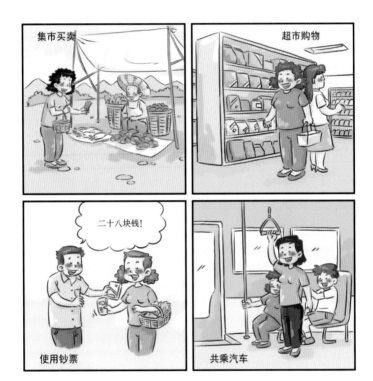

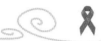

# 咳嗽、打喷嚏等不会传播艾滋病

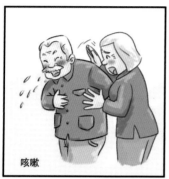

咳嗽

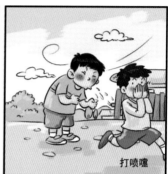

打喷嚏

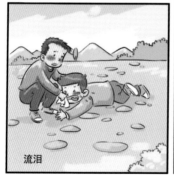

流泪

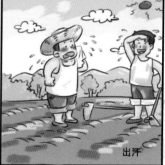

出汗

# 蚊虫叮咬不会传播艾滋病

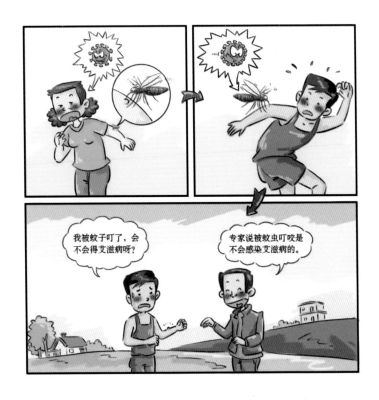

防治艾滋病如需咨询和帮助
请找当地疾病预防控制中心

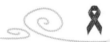

# 饲养畜禽不会传播艾滋病

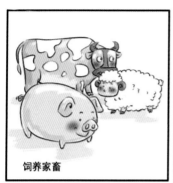

饲养家畜

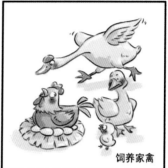

饲养家禽

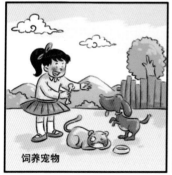

饲养宠物

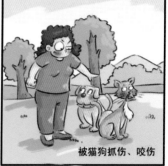

被猫狗抓伤、咬伤

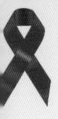
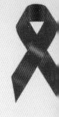

# 防治篇

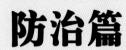

预防艾滋病"三大纪律""八项注意"

艾滋病，行为病，无疫苗，防才行；
一禁毒，二忠诚，安全套，三步定；
应推广，措施灵，广告知，警钟鸣。
懂自爱，求洁身，能做好，保太平！

一是严重传染病，染上艾滋危性命；
二无疫苗能避免，洁身自爱防才行；
三条途径可感染，血液性交母传婴；
四海无人能幸免，男女老少不留情；
五洲现有治疗药，别信广告一针灵；
六可匿名去咨询，验血方能检查清；
七不歧视病患者，人性关爱护众生；
八方宣传齐行动，保护百姓好生命。

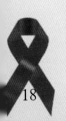
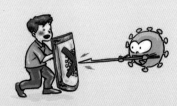
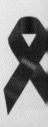

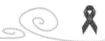

# 艾滋病虽不可根治，但可预防

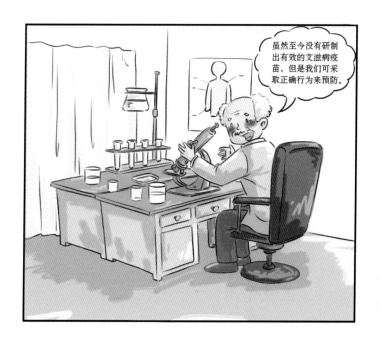

# 预防经血液传播艾滋病（一）

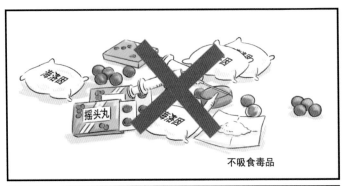

不吸食毒品

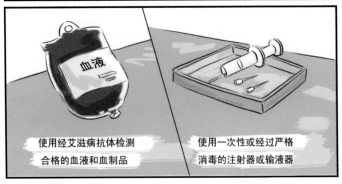

使用经艾滋病抗体检测
合格的血液和血制品

使用一次性或经过严格
消毒的注射器或输液器

防治艾滋病如需咨询和帮助
请找当地疾病预防控制中心

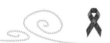

# 预防经血液传播艾滋病（二）

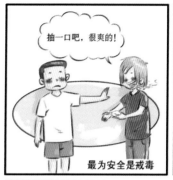

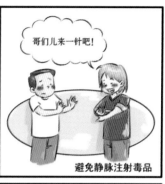

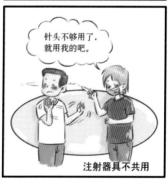

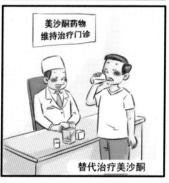

　　远离毒品，预防艾滋病传播。一旦染上毒品，千万不要与他人共用注射器。

　　吸毒成瘾者可以到各地美沙酮药物维持治疗门诊服药。

# 预防经血液传播艾滋病（三）

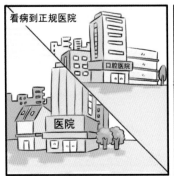

看病到正规医院

口腔医院

医院

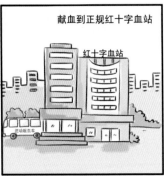

献血到正规红十字血站

红十字血站

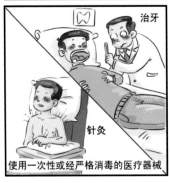

治牙

针灸

使用一次性或经严格消毒的医疗器械

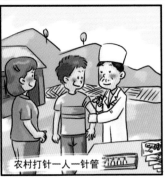

农村打针一人一针管

　　看病要到正规医院或当地有行医执照并且规范的医疗点就诊，献血要到县级以上的红十字血站。

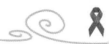

# 预防经血液传播艾滋病（四）

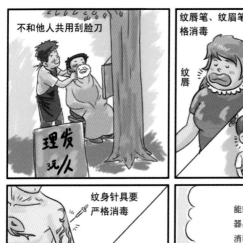

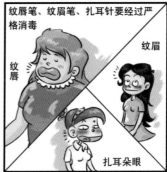

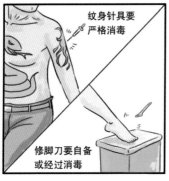

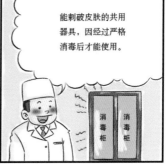

# 预防经性传播艾滋病（一）

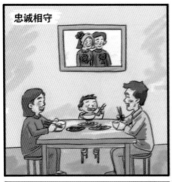

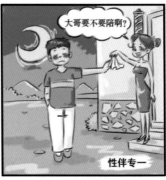

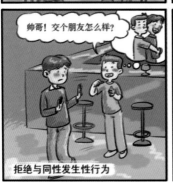

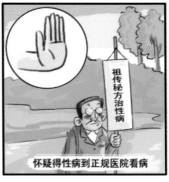

*忠诚相守，减少性伴；同性交友，安全为先；*
*坚持戴套，避免感染；不找游医，去大医院。*

# 预防经性传播艾滋病（二）

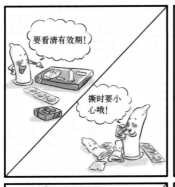

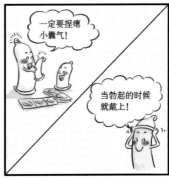

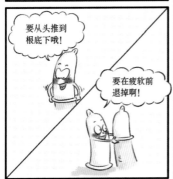

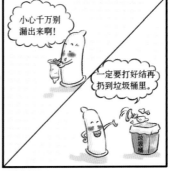

正确使用安全套：
　　　　一看清有效期，二撕时要仔细；
　　　　三注意认正反，四捏瘪小囊气；
　　　　五勃起就带上，六从头推根底；
　　　　七疲软前退出，八小心别漏遗；
　　　　九打结桶里弃，十用新别忘记。

防治艾滋病如需咨询和帮助
请找当地疾病预防控制中心

# 预防经性传播艾滋病（三）

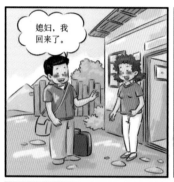

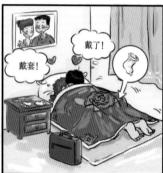

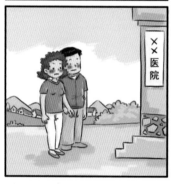

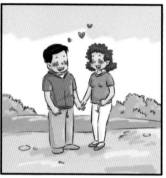

丈夫打工回，亲热理不亏；有无多性伴，问清后再睡。
使用安全套，生病快就医；伴侣互忠诚，性病远离你。

# 预防经性传播艾滋病（四）

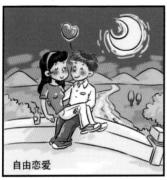

自由恋爱

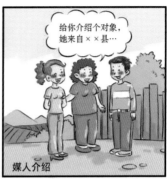

给你介绍个对象，她来自××县…

媒人介绍

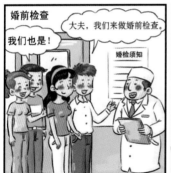

婚前检查

大夫，我们来做婚前检查。

我们也是！

婚检须知

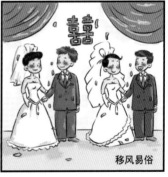

移风易俗

相识恋爱结成双，婚前体检保健康。
外来媳妇本村郎，婚检领证入洞房。

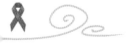

# 预防母婴垂直传播艾滋病（一）

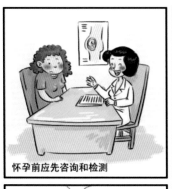

怀孕前应先咨询和检测

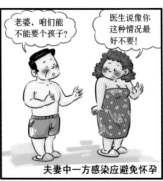

夫妻中一方感染应避免怀孕

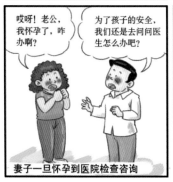

妻子一旦怀孕到医院检查咨询

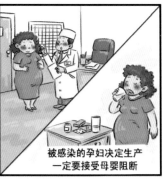

被感染的孕妇决定生产
一定要接受母婴阻断

要想怀孕先咨询，慎重考虑再怀孕；
一旦怀孕找医生，母婴阻断防才行。

防治艾滋病如需咨询和帮助
请找当地疾病预防控制中心

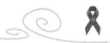

# 预防母婴垂直传播艾滋病（二）

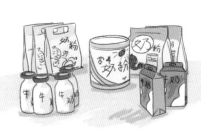

感染病毒的母亲要避免通过哺乳传染孩子，提倡使用代乳品哺育婴儿

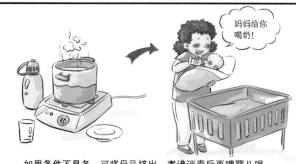

如果条件不具备，可将母乳挤出，煮沸消毒后再喂婴儿喝

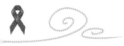

# 传播艾滋病的"高危"行为

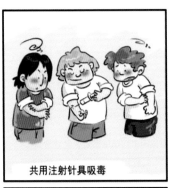

共用注射针具吸毒

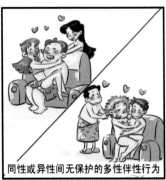

同性或异性间无保护的多性伴性行为

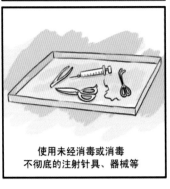

使用未经消毒或消毒
不彻底的注射针具、器械等

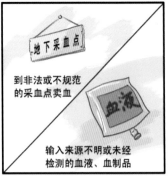

地下采血点

到非法或不规范
的采血点卖血

血液

输入来源不明或未经
检测的血液、血制品

防治艾滋病如需咨询和帮助
请找当地疾病预防控制中心

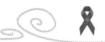

# 哪些人应考虑去做艾滋病病毒检测

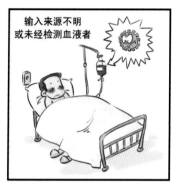

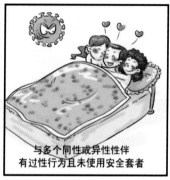

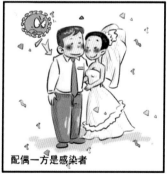

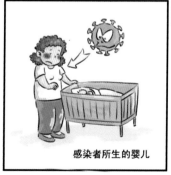

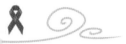

# 担心自己感染了艾滋病怎么办

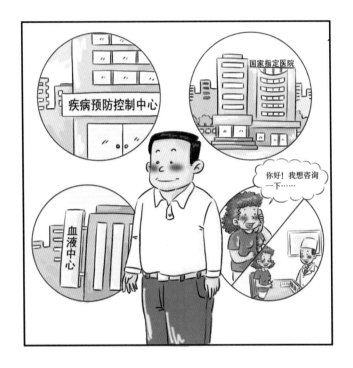

    可以采取电话咨询或自行到相关机构做咨询检测。

    可到当地：省（自治区、直辖市）、市（地、州）、县（区、旗）疾病控制中心（或卫生防疫站）、红十字中心医院、妇幼保健院，均可做艾滋病病毒抗体检测。上述机构中凡是国家确定的艾滋病病毒自愿咨询检测点，均可提供免费的咨询和抗体初筛检测服务，而且为检测者保密。

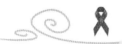

# 得了艾滋病可以得到治疗

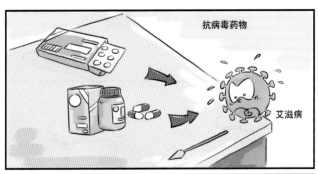

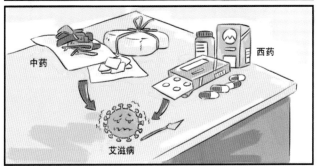

　　若得了艾滋病病毒，可以采用抗病毒药物治疗，而且可以取得较好的疗效。

　　服用中药也可以提高病人免疫力，减轻症状，提高病人的生活质量。

*中药治疗非万能，同时西药不能停；*
*虽然目前难根治，坚持治疗延生命。*

# 关怀篇

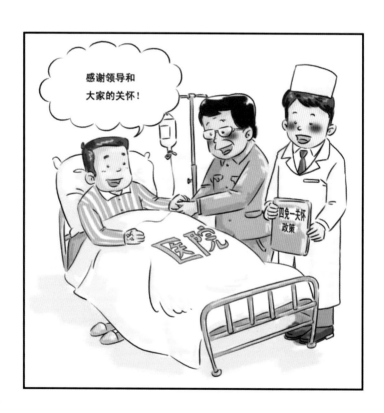

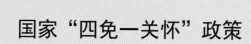

# 国家"四免一关怀"政策

"四免"分别是：

"一免"：农村居民和城镇未参加基本医疗保险等医疗保障制度的经济困难人员中的艾滋病病人，可到当地卫生部门指定的传染病医院或设有传染病区（科）的综合医院服用免费的抗病毒药物，接受免费抗病毒治疗。

"二免"：所有自愿接受艾滋病咨询和病毒检测的人员，都可在各级疾病预防控制中心和各级卫生行政部门指定的医疗等机构，得到检测和艾滋病病毒抗体初筛检测。

"三免"：对已感染艾滋病病毒的孕妇，由当地承担艾滋病抗病毒治疗任务的医院提供健康咨询、产前指导和分娩服务，及时免费提供母婴阻断药物和婴儿检测试剂。

"四免"：地方各级人民政府要通过多种途径筹集经费，开展针对艾滋病遗孤的心理康复工作，为其提供免费义务教育。

"一关怀"：指的是国家对感染者和病人提供救治关怀，各级政府将经济困难的感染者和病人及其家属纳入政府救助范围，按有关社会救济政策的规定给予生活补助；扶助有生产能力的感染者和病人从事力所能及的生产活动，增加其收入。

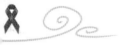

# 什么是"四免"

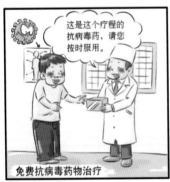

免费抗病毒药物治疗

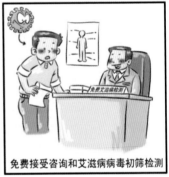

免费接受咨询和艾滋病病毒初筛检测

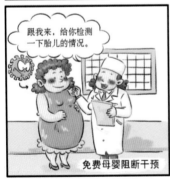

免费母婴阻断干预

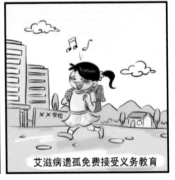

艾滋病遗孤免费接受义务教育

防治艾滋病如需咨询和帮助
请找当地疾病预防控制中心

# 什么是"一关怀"

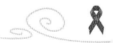

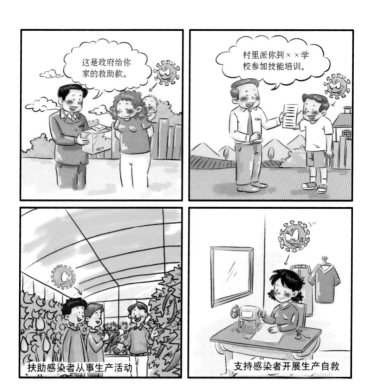

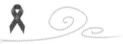

# 得了艾滋病可以获得
## 免费的抗病毒药物治疗

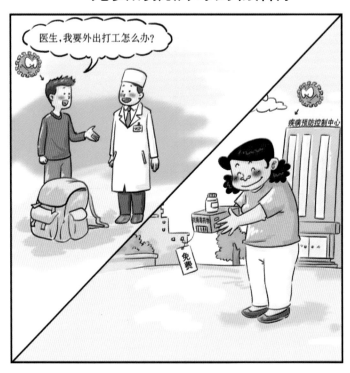

　　农村居民患了艾滋病可以到当地疾病预防控制中心咨询，获得免费抗病毒治疗药物和相关信息。如遇外出打工，需要服用抗病毒药时，可到当地疾病预防控制中心咨询。

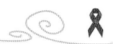

# 感染者和病人的权利

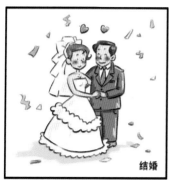

结婚

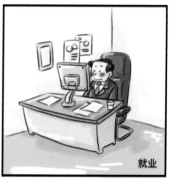

就业

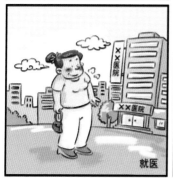

就医

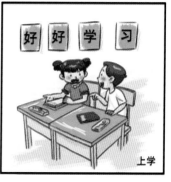

上学

　　感染者和病人及其家属享有的结婚、就业、就医、入学等合法权益受法律保护。

# 感染者和病人结婚须知

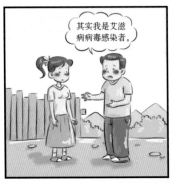

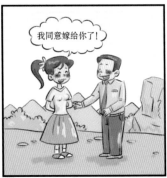

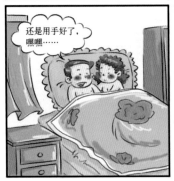

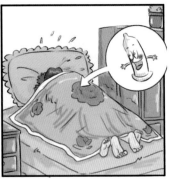

*艾滋不易挡，爱你有商量；慎重做选择，安全有保障。*
*心里有想法，手淫可摩擦；实在想做爱，戴套为全家。*

防治艾滋病如需咨询和帮助
请找当地疾病预防控制中心

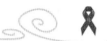

# 感染者和病人生育必须采取的措施

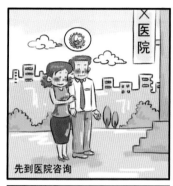

先到医院咨询

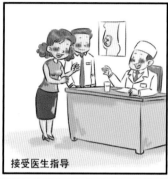

接受医生指导

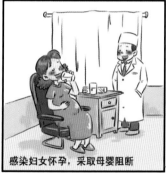

感染妇女怀孕，采取母婴阻断

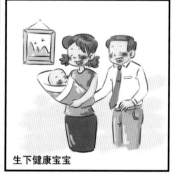

生下健康宝宝

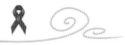

# 感染者可从事生产劳动

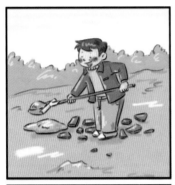
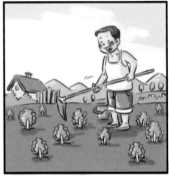

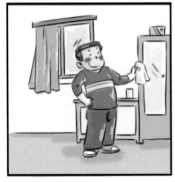
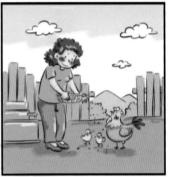

　　感染者可以从事力所能及的劳动，融入社会，体现生存的价值，同时增加家庭收入。

防治艾滋病如需咨询和帮助
请找当地疾病预防控制中心

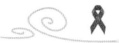

# 感染者和病人信息受法律保护

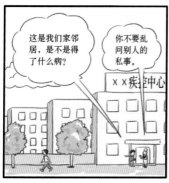

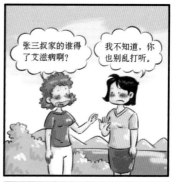

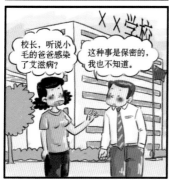

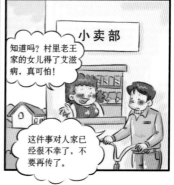

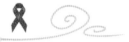

# 不得歧视感染者和病人

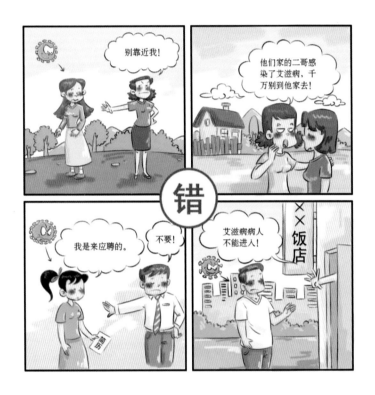

任何单位和个人不得歧视感染者和病人及其家属。

防治艾滋病如需咨询和帮助
请找当地疾病预防控制中心

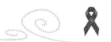

# 感染者和病人就医受法律保护

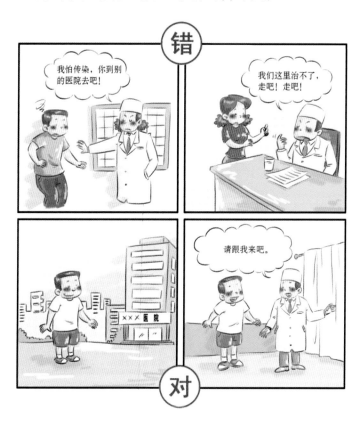

如有疑虑，可以咨询。如遭拒绝，可以投诉。

# 感染者和病人的义务

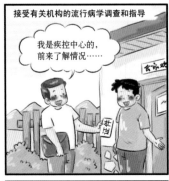

接受有关机构的流行病学调查和指导

我是疾控中心的，前来了解情况……

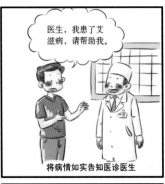

医生，我患了艾滋病，请帮助我。

将病情如实告知医诊医生

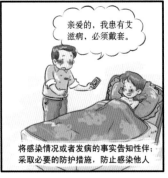

亲爱的，我患有艾滋病，必须戴套。

将感染情况或者发病的事实告知性伴；采取必要的防护措施，防止感染他人

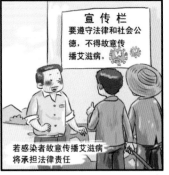

**宣传栏**
要遵守法律和社会公德，不得故意传播艾滋病。

若感染者故意传播艾滋病将承担法律责任

# 如何对待感染者和病人

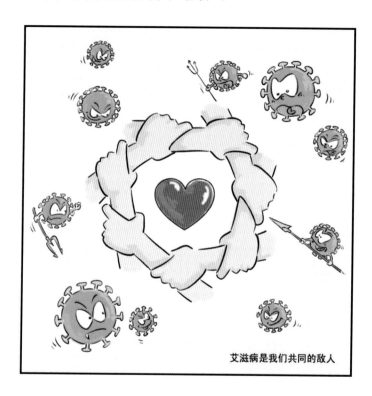

艾滋病是我们共同的敌人

　　无论什么原因感染了艾滋病都是不幸的，感染者和病人都是艾滋病病毒的受害者。艾滋病是人类共同的敌人。我们不应歧视感染者和病人，全社会都要关心、善待和帮助他们，为他们创造宽松的生活、工作环境。

# 家有感染者和病人别恐慌

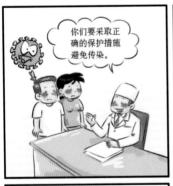

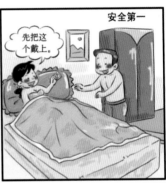

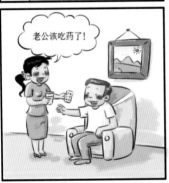

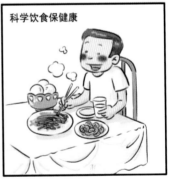

*家有病人怎么办，快找医生把病看；*
*同房戴套讲安全，督促服药把命延。*

防治艾滋病如需咨询和帮助
请找当地疾病预防控制中心

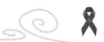

# 注意各种生活物品的处理

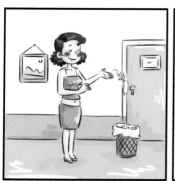

衣物蒸煮消毒、被子晾晒

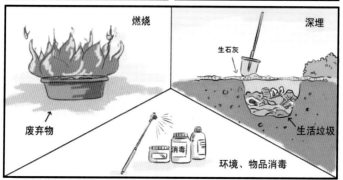

燃烧

废弃物

深埋

生石灰

生活垃圾

环境、物品消毒

*不要乱扔卫生巾，废弃污物装一块；*
*消毒焚烧或深埋，防止环境受危害。*

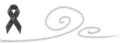

# 感染者和病人怎样保持健康

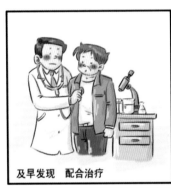

及早发现　配合治疗

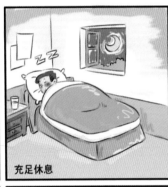

充足休息

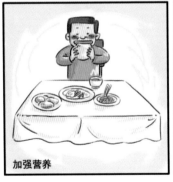

加强营养

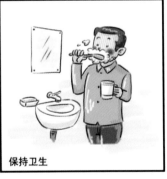

保持卫生

防治艾滋病如需咨询和帮助
请找当地疾病预防控制中心

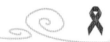

# 树立信心　战胜疾病

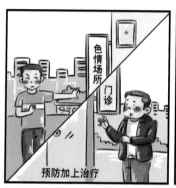

预防加上治疗

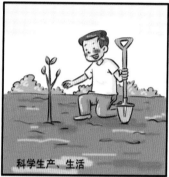

科学生产、生活

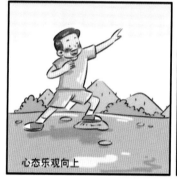

心态乐观向上

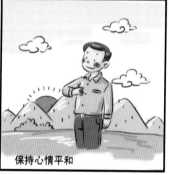

保持心情平和

# 常用的家庭消毒药品及其使用方法

看护艾滋病患者，要及时进行消毒，常用的消毒药品有以下几种：

1. 漂白粉。常用于水源、传染病病房、器具、污染池及病人吐泻物的消毒。使用时可根据不同消毒对象，配成不同比例的溶液进行喷洒、浸泡、擦拭或用漂白粉直接进行消毒。

2. 乙醇，即"酒精"。常用于注射或手术前的皮肤消毒、器具的浸泡消毒等。也可在就餐前进行手或碗筷的擦拭消毒。但要注意，使用时须配制成 70%～75% 的浓度，可达最佳杀菌、杀病毒的效果。

3. 过氧乙酸。常用于对房间、器具、织物、餐具以及水果、蔬菜的消毒。将本药配成 5% 浓度喷洒房间，30 分钟即可达到消毒的目的；配成 2% 浓度时浸泡、洗涤餐具和水果蔬菜，5 分钟就有较好的消毒作用；配成 2% 浓度喷洒或擦洗家具、浴盆、墙壁等，或刷手 2 分钟，均能达到满意的消毒效果。

4. 煤酚皂溶液，俗称"来苏儿"。常用于环境、房间及污物的消毒。将本品配成 1%～5% 浓度浸泡器具、用品等 30～60 分钟或喷洒地面，均可收到较好的消毒效果。

5. 碘酊，也叫"碘酒"。常配成 2% 浓度，用于皮肤擦拭消毒或脓肿的局部消毒。

6. 碘伏。对皮肤黏膜无刺激，是一种较理想而有前途的杀菌消毒剂。适用于餐具、用具的擦拭消毒。碘伏的有效浓度一般为 20%～25%，作用时间为 1～10 分钟，使用时按所消毒对象配成合适的浓度即可。

以上消毒药品请在疾病控制专业人员或医生指导下使用。

# 小张的故事

——一位艾滋病病毒感染者的经历

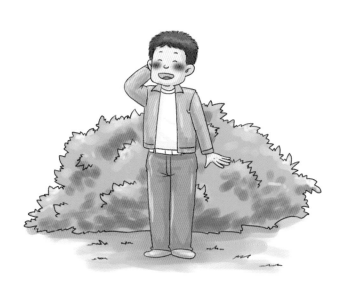

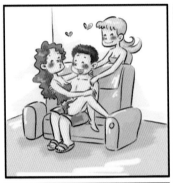

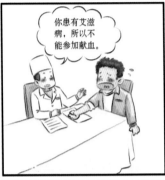

你患有艾滋病，所以不能参加献血。

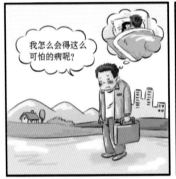

我怎么会得这么可怕的病呢？

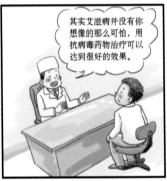

其实艾滋病并没有你想像的那么可怕，用抗病毒药物治疗可以达到很好的效果。

　　小张是个英俊的小伙子，2000 年进城打工，先在建筑工地干过，后来又当过"公关先生"。在 2003 年一次献血时被查出感染了艾滋病。他感到万念俱灰，回到老家。

防治艾滋病如需咨询和帮助
请找当地疾病预防控制中心

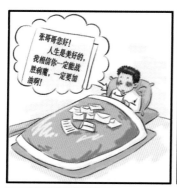

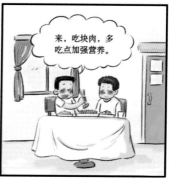

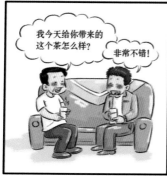

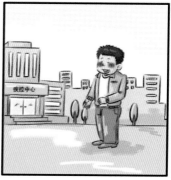

在相关机构的努力下，周围的人开始关心他，和他一起吃饭、喝茶，帮他鼓起继续生活下去的勇气。他还定期到卫生机构做身体检查。

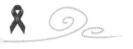

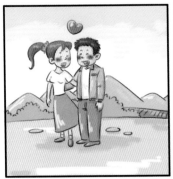

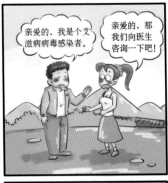

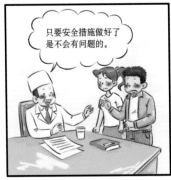

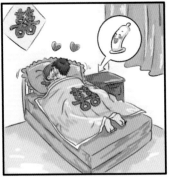

　　小张遇见了自己喜欢的姑娘，他向姑娘说明了自己的感染状况。他们向医生咨询并得到医生的建议：要采取安全的性生活方式。小张和姑娘幸福地结婚了。

防治艾滋病如需咨询和帮助
请找当地疾病预防控制中心

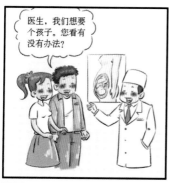

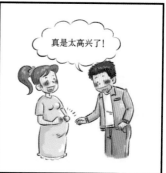

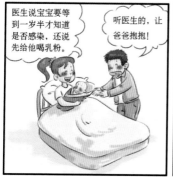

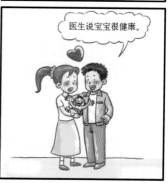

　　一段时间后，小张夫妇希望有个健康的孩子，他们来到妇幼保健院咨询，在医生的指导和帮助下，小张夫妇生下了一个健康的孩子。

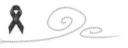

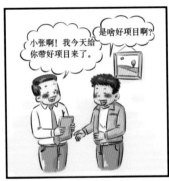

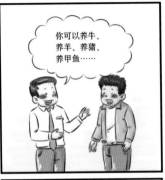

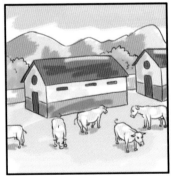

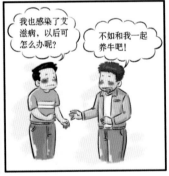

　　随着"四免一关怀"政策的落实，小张在当地有关部门的支持下，开展了生产自救，逐渐成为村里的养殖能手，他带领感染者发挥各自特长，走上了共同富裕的道路。

防治艾滋病如需咨询和帮助
请找当地疾病预防控制中心

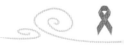

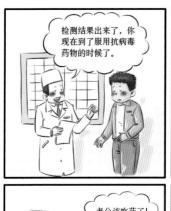

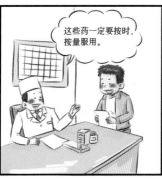

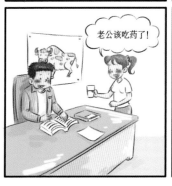

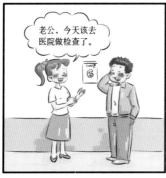

2007 年，根据体检结果，小张到了应该服用抗病毒药物了。在医生的指导和妻子及亲属的关心帮助下，小张按时、按量服药并定期体检，身体状况很好。

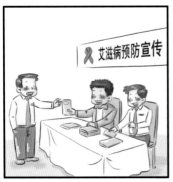

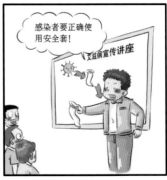

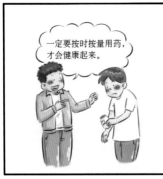

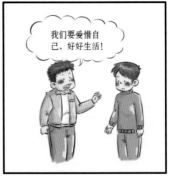

　　小张积极投身于艾滋病防治工作,小张现身说法教育年轻人保持健康的生活方式;他告诉感染者和病人科学防治的方法,监督服药感染者和病人按时服药,带领感染者和病人开展生产自救,小张现在幸福而有意义的生活着。

防治艾滋病如需咨询和帮助
请找当地疾病预防控制中心

# 后　记

　　经过近一年的策划、调研、创作、编绘，《"画"说防艾——农村科学防治艾滋病连环画》终于同广大读者朋友们见面了。它凝聚着中国农学会和有关专家的辛勤汗水，也体现了农业部面向广大农村和农民开展艾滋病防治工作所取得的成效。该连环画由基础篇、防治篇、关怀篇和一则发生在我们身边的小故事组成，对于提高农民群众预防艾滋病的意识和能力具有一定的指导意义与实际帮助。

　　在该连环画编创过程中，得到了农业部、中国科协等十九个部门所组成的农民科学素质行动协调小组、农业部农村经济体制与经营管理司、农业部农村合作经济经营管理总站的指导，北京大学医学部、协和医学院、中国疾病预防控制中心性病艾滋病预防控制中心、中国性病艾滋病防治协会等有关单位的专家认真、细致地参与文字、图画的撰写、编绘和修改工作。北京大学医学部的钮文异教授创作了大量的顺口溜，协和医学院的张孔来教授对该连环画进行了认真的审定。北京全心合动漫科技有限公司也为绘图的顺利完成付出了辛勤努力，在此一并表示感谢！

　　由于时间紧、任务急，对于连环画中存在的不足，敬请批评指正。

本连环画编委会

二〇〇九年六月五日